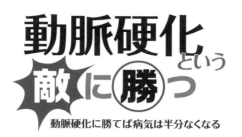

動脈硬化に勝てば病気は半分なくなる

著者：渡辺正樹

株式会社 ワールドプランニング

動脈硬化とは・・・

心臓から全身の臓器に血液を運ぶ
役割を担う動脈が、弾力性が失われて
硬くなったり、動脈の内腔に
コレステロールなどが沈着して
狭くなる状態。
その結果、各臓器に血液が行きわたらなくなり、
臓器の機能が停止する。

…すなわち敵である。

目次

序章　動脈硬化は恐ろしい敵である ……………… 5
　敵は突然やってくる！ ……………………………………… 6
　癌以外は動脈硬化で死ぬ！ ………………………………… 8
　動脈硬化が認知症の引き金！ ……………………………… 10
　寝たきりが嫌なら動脈硬化を避けよ！ …………………… 12

第1章　敵を知る：動脈硬化とはどういうものか？ ……… 15
　Q1　健康診断で高血圧、高脂血症がありますといわれましたが、
　　　病院に通ったほうがよいのですか？ ………………… 16
　Q2　動脈硬化とはどのようなものなのですか？ ………… 20
　Q3　動脈硬化になるとどうなるのですか？ ……………… 24
　Q4　動脈硬化で、血が脳へ上がって行きにくく
　　　なったらどうなるのですか？ …………………………… 28
　Q5　メタボ、メタボといいますが、何なのですか？
　　　本当にこわいのですか？ ………………………………… 32

第2章　己を知る：自分の動脈硬化は？ ……………… 37
　Q6　コレステロールが高ければみんな薬を飲むのですか？ … 38
　Q7　糖尿病で通院しています。歩いているとき、雲の上を
　　　歩くようなフラツキが…。脳は大丈夫なのでしょうか？ … 42
　Q8　喫煙、糖尿病歴があります。歩くとふくらはぎ痛で
　　　歩けません。そのままでもよいですか？ ……………… 46
　Q9　目の上に黄色の盛り上がったシミがあります。
　　　これは何ですか？格好悪くていやなのですが… ……… 50

Q10 肥満（168cm 78kg；BMI 27.6）といわれましたが、
いますぐ減量したほうがよいですか？ ……………… 54

Q11 最近ふらつくし、よく忘れます。
脳の動脈硬化はどのように調べるのですか？ ……… 58

第3章　戦いに勝つ：動脈硬化を制するには？ ……… 63

Q12 健康診断で血圧が166/92だったことから高血圧を指摘
されました。家では正常なんですが治療が必要ですか？ … 64

Q13 5年前から高血糖（今年は空腹時血糖152）なんですが、
元気いっぱいだし、本当に病気なのでしょうか？ ………… 70

Q14 悪玉コレステロール（LDL）が155あるのですが…
コレステロールが高いのと、中性脂肪が高いのでは、
どちらが悪いのですか？ ……………………………… 76

Q15 昔のように食べないのに太っていきますが、
どうすればよいでしょう？ …………………………… 82

第4章　戦い終わって：老後気をつけることは？ ……… 89

長生きの代償 …………………………………………… 90
一読・十笑・百呼・千字・万歩 ……………………… 92
老後心がけたい食養生 ………………………………… 94
ま・ご・た・ち　や・さ・し・い ……………………… 96
動脈硬化の管理は癌の予防につながる ……………… 98
同じ穴のムジナ ………………………………………… 100

序 章

動脈硬化は恐ろしい敵である

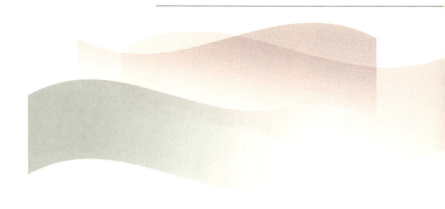

敵は突然
やってくる！

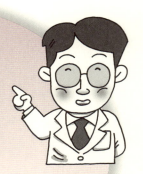

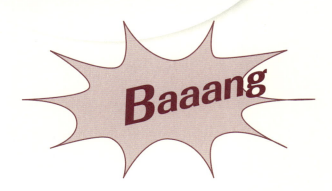

動脈硬化という"敵"

　私は脳卒中を専門に診察してきた経緯から、「もったいない」と思う脳卒中患者をたくさんみてきました。動脈硬化による血管障害（脳出血、脳梗塞、心筋梗塞など）は発症の直前までピンピンしているものです。それだけに患者さんは"自分に限って大丈夫"とタカをくくっている節があります。ピンピンコロリも結構なのですが、上手に動脈硬化を管理して、さらに数年の寿命が得られれば、なにかよいことがあるかもしれません。癌はなかなか避けられませんが、動脈硬化の進行は抑えられます。死んでしまうなら仕方ないにしても、寝たきりや認知症に至ってしまうとしたならやり切れません。

　動脈硬化はすました顔を装っていて、突然飛びかかってくる敵のようなものです。とはいっても、動脈硬化という敵を必要以上に恐れてもいけません。『孫子』の言葉のなかに「敵を知り己を知れば百戦危うからず」という故事がありますが、動脈硬化はまさにその"敵"にあたります。①敵について勉強し、②自分がどれほど敵に攻め込まれているかを客観視し、③しかる後に的確な対応手段をとることが大切なのです。そのような順で、動脈硬化を語っていきたいと思います。その前に"敵"の恐さを少し数字で説明します。

癌以外は動脈硬化で死ぬ！

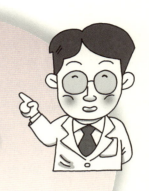

死因の内訳

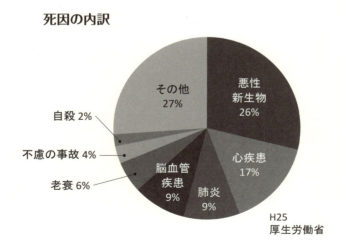

- 悪性新生物 26%
- 心疾患 17%
- 肺炎 9%
- 脳血管疾患 9%
- 老衰 6%
- 不慮の事故 4%
- 自殺 2%
- その他 27%

H25 厚生労働省

動脈硬化を管理することで死因の3割がなくなる！

　現在、わが国の死因の第1位は悪性新生物（癌）で、全体の約30％を占めます。第2位は心疾患で約15％、第3位が肺炎、第4位が脳血管疾患（脳卒中）でそれぞれ約10％を占めます。第2位の心疾患と第4位の脳卒中は大体が動脈硬化で起こります。第3位の肺炎にしても、脳卒中などで寝たきりに近い人に起こりやすく、肺炎での死も動脈硬化による運動能力の低下が遠因であるといってよいでしょう。合計すると死因の3割以上が動脈硬化に関係していると考えられ、癌と同等といえます。以上より、動脈硬化をうまく管理すれば、後は癌だけということになります。

　最近のライフスタイル（栄養過多、運動不足）を考えると、今後動脈硬化による死はますます増加していくことが予想されます。動脈硬化と癌を対比してみると、癌の早期発見、早期治療への意識に比べて、動脈硬化への危機感のほうが低いのではないかと思われます。死因で癌と肩を並べるのですから、動脈硬化への意識ももう少し高めていただきたいと思います。

動脈硬化が認知症の引き金！

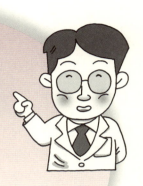

認知症の内訳

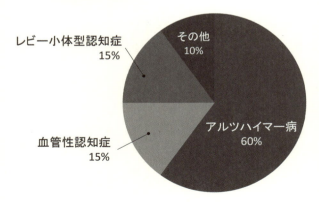

- レビー小体型認知症 15%
- その他 10%
- 血管性認知症 15%
- アルツハイマー病 60%

認知症の5割は
動脈硬化が関連する！

　わが国では大きな問題がもち上がってきています。それは認知症です。想定外に認知症が急増（462万人）してきており、介護なども含め莫大な経費や労力がかかる現状を考えると、認知症への対応はいまやわが国の国家プロジェクトともいえるのです。

　認知症の原因として、以前は血管性認知症が主役でしたが、現在はアルツハイマー病が非常に増えてきています。

　血管性認知症は動脈硬化により脳軟化が起こり発症するため、動脈硬化と直結しますが、アルツハイマー病の発症も動脈硬化が何らかの悪影響を及ぼしていることが最近の研究で定説になりつつあります。

　現在、認知症の6割がアルツハイマー病、1～2割が血管性認知症といわれています。アルツハイマー病の半分が動脈硬化によると考えると、合計で5割くらいが動脈硬化による認知症ということになります。

寝たきりが嫌なら動脈硬化を避けよ！

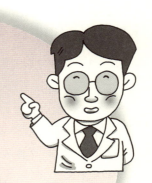

寝たきりの内訳

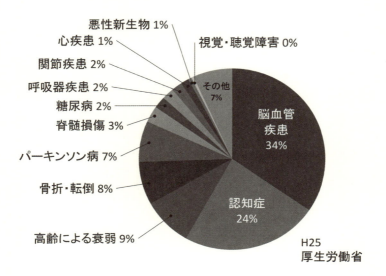

- 悪性新生物 1%
- 心疾患 1%
- 関節疾患 2%
- 呼吸器疾患 2%
- 糖尿病 2%
- 脊髄損傷 3%
- パーキンソン病 7%
- 骨折・転倒 8%
- 高齢による衰弱 9%
- 視覚・聴覚障害 0%
- その他 7%
- 脳血管疾患 34%
- 認知症 24%

H25 厚生労働省

寝たきりの4分の3近くが
動脈硬化による。

　人生の終末という点から考えてみますと、寝たきりになることは何としても避けねばなりません。寝たきり患者の第1位は脳血管疾患(脳卒中)で、動脈硬化が原因となります。これだけで全体の30％以上を占めます。第2位の認知症、第3位の老衰、第4位の骨折を合わせると全体の4分の3に達してしまうのですが、これらも少なからず動脈硬化と関係します。癌なら大体後どれくらい生きられるか推定ができます。しかしながら脳卒中で寝たきりになってしまうと、そのような自己の選択が困難になります。癌で死を待つのも辛いのですが、寝たきりでなかなか死ねないのはもっと辛いといえます。

　現在、わが国には200万人以上の寝たきり患者がいます。介護保険も合わせると、ひとりの寝たきり患者を介護する費用は1か月で50万円くらいかかるでしょう。それが200万人いるのですから1か月で1兆円の費用がかかることになります。これを支える余力はわが国にいつまであるのでしょう？　寝たきりの4分の3近くが動脈硬化によるわけですから、動脈硬化という"敵"を抑えるということは、どこかの外国を敵に回すより、ずっと手っ取り早い国家救済につながるのではないでしょうか。

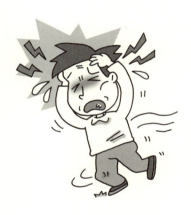

第1章

敵を知る
動脈硬化とはどういうものか？

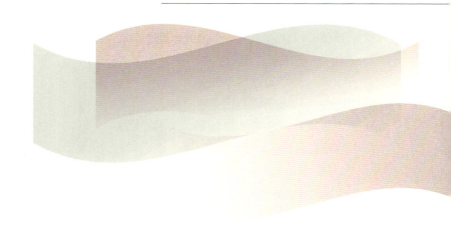

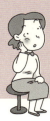

健康診断で高血圧、高脂血症
がありますといわれましたが、
病院に通ったほうがよいのですか？

知っておきたいキーワード　動脈硬化の危険因子

　動脈硬化は歳をとるにしたがって進行していきますが、それは仕方がないことです。どんな人でも歳をとるのですから、加齢とともに動脈が硬くなっていくのは避けられない現象といえます。しかし高血圧、糖尿病、高脂血症、ストレス、タバコといった動脈硬化の危険因子は避けることができます。これらは加齢による動脈硬化を助長します。

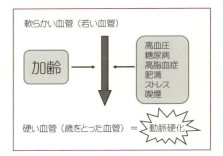

主な動脈硬化危険因子

	定義	目標値
高血圧	最高血圧≧140mmHg 最低血圧≧90mmHg	最高血圧 120～130 mmHg／ 最低血圧 70～80 mmHg に管理しましょう。
糖尿病	空腹時血糖≧140mg/dl 食後血糖≧200mg/dl	少なくとも空腹時血糖140以下 に管理しましょう。
高脂血症	総コレステロール≧220mg/dl 中性脂肪≧150mg/dl	総コレステロールや中性脂肪は、個々の動脈硬化の程度によりどの位下げるべきか異なります。しかし悪玉コレステロールのLDLは動脈硬化の主役なので、少なくとも140以下に抑えましょう。
肥満	BMI≧25 （BMI＝体重(kg)÷身長(m)²）	内臓脂肪が多い肥満は動脈硬化を促進させるので、BMI＜23を目指しましょう。

第1章　敵を知る：動脈硬化とはどういうものか？　　17

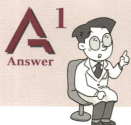

高血圧、高脂血症は動脈硬化の危険因子なので、動脈硬化がどのくらい悪くなっているのか調べておいたほうがよいでしょう。

知っておきたいキーワード　脳ドック

　人間ドックが普及して久しいですが、予防医学の観点より病気を未然に防ぐため、実施されています。脳ドックも同様な目的で、脳卒中（脳血管障害）を予防するために行われます。脳ドックにより頚動脈硬化の程度やかくれ脳梗塞がわかる以外に、図1、2のような重大な異常が発見される場合もあります。

脳ドックの内容

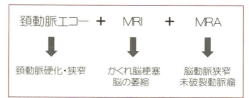

脳ドックでは、上図のようにMRI/MRA及び頚動脈エコーが主な検査項目ですが、他に脳波測定、心電図なども行われます。

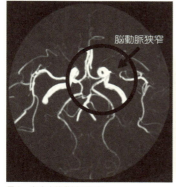

図1　左中大脳動脈の狭窄

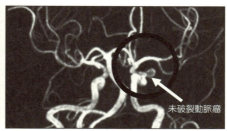

図2　左内頚動脈の未破裂動脈瘤

Dr.のひとり言

動脈硬化は痛くも痒くもない

　頚動脈に動脈硬化があると指摘すると、よく患者さんは「そういえば首筋が痛い」などと訴えます。しかし一般に動脈硬化では痛みは起きません。たとえ血管がつまってしまっても、痛みは生じません。

　しかし動脈硬化で痛みが起きないのを喜んではいけません。動脈硬化が進行し、血管がつまるまでは麻痺などの症状が出ないから、こわいのです。ところがいったんつまってしまうと、半身不随や突然死といった重篤な病気が起きてしまうこともあります。

　高血圧、糖尿病、高脂血症、肥満、ストレス、喫煙などの動脈硬化危険因子はサイレントキラー（沈黙の殺し屋）とよばれます。これらは静かに着々と動脈硬化を進め、ある日突然"殺人"を犯すのです。いま話題になっているメタボリック症候群は、まさに殺し屋集団といえるのです。途中までまったく痛くないから、むしろいけないのです。一般的に上記の動脈硬化危険因子があると、正常より２倍くらい動脈硬化が進むとされます。危険因子をひとつもつごとに寿命が縮まっていくとも解釈できます。肥満の人が喫煙を続ければ、13年寿命が縮まるというデータもあります。しかし患者さんのなかには、脳動脈硬化がかなり進

行していても、あまり意に介さない人もいます。痛くない
し症状がないので、危機感をもたないのです。
　患者さんにもよりますが、動脈硬化のある人は人一倍元
気である場合が多いようです。「自分に限って大丈夫」と
思い込んでいるのでしょう。"殺し屋"がすぐ近くまで忍
び寄っているかもしれません。

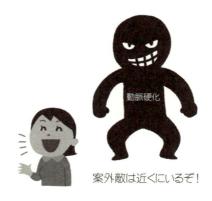

案外敵は近くにいるぞ！

動脈硬化とはどのようなものなのですか？

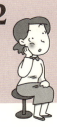

知っておきたいキーワード　プラーク

　動脈硬化の指標になる病変がプラークです。プラークとは「斑」という意味で、動脈の内腔に現れる斑状の盛り上がりを指します。
　動脈硬化とはプラークの増加のことを指します。動脈は内側より内膜、中膜、外膜で構成されます。プラークはまず内膜に形成されていきます。プラークは右図のような順で成長していきます。

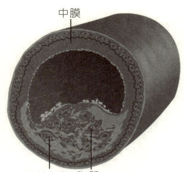

中膜
平滑筋細胞　脂質

第1章　敵を知る：動脈硬化とはどういうものか？　　21

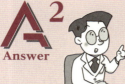

体の中の血管がゴム管だと思ってください。そのゴム管がだんだんボロボロになっていくのが動脈硬化です。

I. **内膜が肥厚していく**
   増加した血中の悪玉コレステロール（LDL）が血管の内膜に入り込み、内臓は肥厚していく。

外膜
中膜
内膜

○ LDL
（動脈横断面図）

II. **プラークができる**
   内膜に蓄積した悪玉コレステロールをマクロファージが貧食し、プラークが形成される。

プラーク

III. **プラークが安定しはじめる**
   マクロファージは悪玉コレステロールを貧食し、どんどん肥満していくので、プラークも膨張していく。プラークが壊れないように中膜から平滑筋細胞が集まってきて、プラークを安定化（線維化）させようとする。

良い方向　　分かれ道　　悪い方向

IV. **安定プラークに**
   線維化がどんどん進んで、壊れないプラークになる。

不安定プラークに
血中悪玉コレステロールが多いと、どんどんプラークは膨張していき、ついには破綻してしまうこともある。

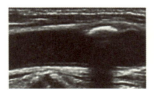
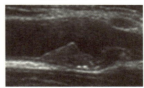

動脈硬化は古くなったゴム管のようなもの

　ゴム管が使い古されて硬くなっていく様を想像してください。初めは軟らかくしなやかだったゴム管も時が経つにつれてだんだん硬くなっていきます。ゴム管を外から触ってみると、古くなったゴム管は硬いのがわかります。そのような状態が動脈硬化の始まりです。

　次にゴム管をくわえて、空気を送る様を想像してください。ゴム管の先が細くなっていれば、空気を送るのに、それなりの風圧で空気を送らなければなりません。これが動脈と血圧の関係なのです。弱い力でゴム管を吹いても空気は向こう側には伝わりません。脳動脈なら、この状態で脳貧血が起こるのです。脳動脈硬化があり、これに脳貧血が加わると、脳梗塞に至ってしまいます。反対に、吹く力が強すぎたら、硬くなったゴム管は途中で破れてしまう危険があります。これが脳動脈で起こった場合、脳出血ということになります。そのようなわけで、血圧は適度に調節しなければなりません。

　最後にゴム管に液体が流れる様を想像してください。硬くなったゴム管の内腔（内側）も硬くなっているはずです。ツルツルでなくなったゴム管の内腔にはゴミがこびりつきやすくなります。流れる液体にゴミが多くドロドロなら、

どんどんゴミがこびりついていくはずです。これが動脈と血液の関係です。ドロドロ血というのは、血が濃い、糖や脂分が多い、固まりやすいなどの特徴をもった血液のことを指します。動脈が軟らかく内腔がツルツルなら、ドロドロ血でも流れていきます。しかし硬く内腔がガタガタの動脈なら、ドロドロ血は途中で停滞し、ゴミを落としていくことも多いのです。こうして動脈硬化が進み、動脈の内腔が狭くなっていくのです。そして、ついにはゴム管がつまる事態もあり得ます。動脈硬化が進むほど、血液をサラサラにしなければなりません。

　どんな上等なゴム管でも、50年も経てば傷んでくるのは当然です。動脈は交換できませんので、動脈硬化年齢に達したら、労わってあげることが肝心です。

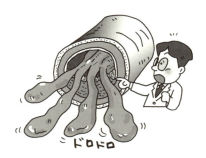

Q3 動脈硬化になるとどうなるのですか？

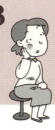

知っておきたいキーワード　脳卒中

　脳卒中、すなわち脳血管障害はわが国で死因の第4位ですが、寝たきりの原因としては第1位です。下図のように脳卒中には、血管がつまる脳梗塞と血管が破れる脳出血、くも膜下出血があります。脳CTで写り方が異なります。

CT検査

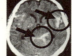
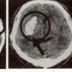
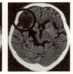

　　くも膜下出血　　脳出血　　　脳梗塞

　　　出血性　　　　　　　　虚血性

　　　白く写る　　　　　　　黒く写る

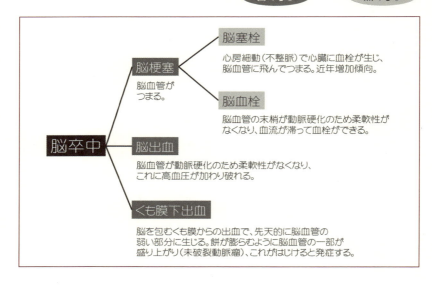

脳卒中
- 脳梗塞（脳血管がつまる。）
  - 脳塞栓：心房細動（不整脈）で心臓に血栓が生じ、脳血管に飛んでつまる。近年増加傾向。
  - 脳血栓：脳血管の末梢が動脈硬化のため柔軟性がなくなり、血流が滞って血栓ができる。
- 脳出血：脳血管が動脈硬化のため柔軟性がなくなり、これに高血圧が加わり破れる。
- くも膜下出血：脳を包むくも膜からの出血で、先天的に脳血管の弱い部分に生じる。餅が膨らむように脳血管の一部が盛り上がり（未破裂動脈瘤）、これがはじけると発症する。

第1章 敵を知る：動脈硬化とはどういうものか？

Answer 3　血管がつまって梗塞になります。

知っておきたいキーワード　かくれ脳梗塞

「かくれ脳梗塞」という言葉をよく聞きます。専門的には「無症候性脳梗塞」といいます。明らかな症状がなく、たまたま脳のCTやMRIを撮ってみたら、小さな米粒ほどの小梗塞が発見された場合、そのような言い方をされるのです。

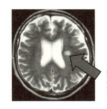

無症状患者のMRI。
大脳に7mmほどの脳梗塞が認められる。

かくれ脳梗塞

かくれ脳梗塞とは…

- 木にたとえると"細い枝（細い血管）が枯れる"という状態で、老化のサイン。

- 高齢者なら30％程度に認められる。
  加齢とともに頻度は増加する。

- かくれ脳梗塞があると 将来の脳卒中発症リスクが4倍以上。

- 幹（太い血管）の状態も調べておくとよい。

- 場合によっては、抗血小板剤などの脳梗塞予防治療も開始。

昔は栄養失調、今は栄養過多

　昔と今の日本人の食生活を比べてみると、昔は栄養失調傾向であったのに対して、今は栄養過多の時代です。昔といっても、戦前までは十分な食料がない時代が続いてきた栄養失調の時代でした。栄養失調の結果、免疫力が低下し、感染症が起こりやすくなります。戦前は、結核をはじめとする感染症が、現代と比較にならないほど多かったのです。また少しの副食（おかず）でたくさんの主食（米類）を食べなければならなかったため、自然と塩分が多くなりました。その結果、高血圧が生じて脳血管が破裂する脳出血が起こりやすくなります。昔の日本人の死因の第1位は脳卒中でしたが、その多くは脳出血だったのではと推定されます。

　ところが現代は、食生活が欧米化し、主食が減り副食が増えてきました。副食とは主にタンパク質と脂質です。またデザート類が増え、脂質に加えて糖分も急増してきました。タンパク質は骨格や筋肉などを構成するため重要なのですが、必要以上の脂質や糖分はメタボリック症候群を生じ、動脈硬化を進行させます。その結果、脳出血の代わりに脳梗塞が増え、心筋梗塞も急増しているのです。現代は栄養過多、すなわち飽食による疾病で命を落としてしまう

のです。
　このように栄養摂取の量や質は時代とともに異なり、それにより疾病も変わることを理解しなければなりません。

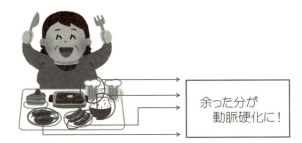

Q4 動脈硬化で、血が脳へ上がって行きにくくなったらどうなるのですか？

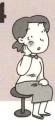

知っておきたいキーワード　脳貧血

　老化や動脈硬化とともに脳への血流は低下していきます。「血の巡り」が悪いということで、この状態を「脳貧血」あるいは「脳循環不全」とよびます。脳貧血によりフラツキが起こることがあります。大体は立ったとき、立っているとき、歩いているときにこのような現象は起こります。慢性的に大脳に脳貧血が起こればもの忘れも強くなります。MRIにおいて脳貧血による虚血像（下図）が認められる場合もあります。

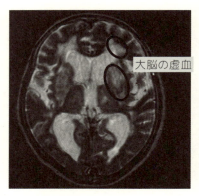
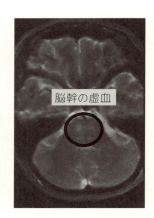

淡い白い部分が脳貧血（虚血）

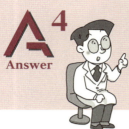

Answer 脳の血の巡りが悪くなると、脳梗塞の危険もあります。
散歩などで血流を増やすことを心かけてください。

脳は心臓より上にあるため、心臓は重力に逆らって血流を送らねばならない。

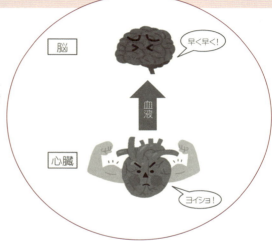

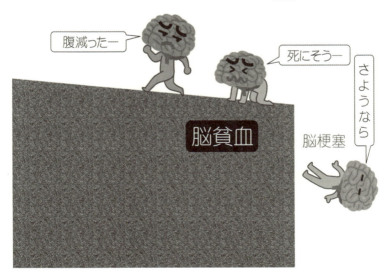

血の巡り

　脳はとても大食らいの臓器です。他の臓器の数倍のエネルギーと酸素を必要とします。しかも脳は栄養素のなかでも糖質しかエネルギーにできず、大食らいのうえに偏食であるといえます。そのような脳のために、血液がどんどん流れ込まねばなりません。血流が低下すると脳は仕事をしなくなるのです。この状態を、「血の巡りが悪い」ということができます。

　脳への血液は、頸動脈と椎骨動脈の２つから流れます。これらの動脈は左右一対ありますから、合計４本の動脈で脳の栄養が賄われるのです。脳のうちでも、大脳の大半は頸動脈により栄養されます。老化とともに頸動脈の血流は低下していき、大脳の機能も低下します。「血の巡りが悪い」状態で、あまり低下すると大脳が栄養失調になり、フラツキや認知症に近い状態に陥ります。脳のなかでも特に大脳は大食らいですから、栄養失調に弱いのです。

　大脳の下には脳幹や小脳があり、運動機能や平衡感覚をつかさどっています。ここを栄養するのが椎骨動脈で、この動脈の血の巡りが悪いとメマイやフラツキが起こります。これを「椎骨脳底動脈循環不全」といいます。脳幹は呼吸、心機能などの生命維持に関わる中枢ですから、椎骨

動脈において「血の巡りが悪い」ことは命取りにつながります。
　脳への動脈は心臓から流れてきており、その下には足があります。脳への血流を増やすためには、歩いて足の血流を増やし、その血流が心臓を介して脳へ届くように励むことが大切です。「血の巡り」の悪い患者には、もっと歩いてもらうようハッパをかけるようにしています。

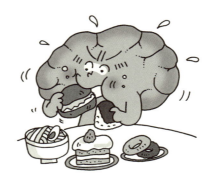

Question 5

メタボ、メタボといいますが、何なのですか？ 本当にこわいのですか？

知っておきたいキーワード　メタボリック症候群

　メタボリック症候群（メタボ）は、"内臓脂肪型肥満のため、高血圧、糖尿病、高脂血症などの成人病が引き起こされ、その結果動脈硬化が進行し、血管障害につながる病態"を指します。血管障害が脳で起これば脳卒中、心臓で起これば狭心症や心筋梗塞、腎臓で起これば腎不全など、血管障害が起こる場所により疾患が異なるため、症候群というのです。メタボの人はリンゴ型の肥満が多いようです。

　高血圧、糖尿病、高脂血症といったメタボの氷山の水面下には、内臓脂肪が隠れており、悪いことをしているのです。

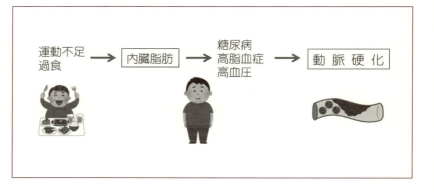

第1章 敵を知る：動脈硬化とはどういうものか？

A5 メタボ（内臓脂肪）で動脈硬化が起こります。病気の半分は内臓脂肪から起こるのです。

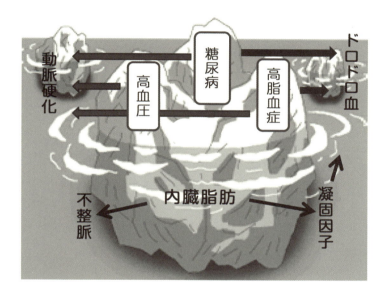

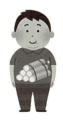

メタボリック症候群は内臓脂肪という時限爆弾を抱えているのといっしょ！

メタボは緩徐な自殺

　メタボリック症候群（メタボ）はサイレントキラー（沈黙の殺し屋）である高血圧、糖尿病、高脂血症などの総元締めです。運動不足、過食といった現代生活の結果、内臓脂肪が溜まっていき、そこからサイレントキラーが養成されるのです。われわれはメタボに"殺される"こともあるわけですが、そうとも言い切れない面もあります。

　内臓脂肪が増加していって、ついにはどこかの血管障害が起こったとします。その間に20年あったとすれば、"20年かけて崖っぷちまで到達して、転落する"のと同じだともいえます。その間に、少しでも崖に近づかないように努力すれば、転落することも防げるわけです。努力を怠れば、崖に近づいてしまうことが予想されるのに、努力をしないのは、「緩徐な自殺」といえなくもありません。

　メタボは生活習慣病であるといえます。ついつい安楽な生活を送っているうちに内臓脂肪が増えていく場合も多いのです。たいていの場合、内臓脂肪が溜まっても症状は現れませんから、飽食を重ね運動不足に慣れてしまいます。そしてある日突然血管障害による"殺人"が起こるのです。しかしこれはなるべくして起こった"殺人"であり、日ごろの摂生で未然に防げたともいえます。

内臓脂肪は腹部超音波やCT検査で測定できますが、内臓脂肪が多い患者には強く有酸素運動を勧めます。そして1年後に再検査を行い、内臓脂肪が減っていれば、"よく頑張った"と評価します。そのような患者は、寿命が延びたと考えてよいと思います。患者の日常生活まで追いかけるわけにはいきませんので、内臓脂肪量を1年間の努力の成果として参考にしています。真面目に努力しないと、ばれてしまいます。そのようなとき、私は患者さんに釘を刺さねばなりません。緩徐でも自殺は見すごすわけにはいきませんから。

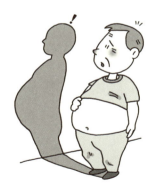

第 2 章

己を知る
自分の動脈硬化は？

Question 6 コレステロールが高ければみんな薬を飲むのですか？

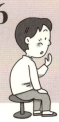

やっておきたい検査-1　血管年齢

私は手っ取り早く動脈硬化の程度を評価するため、脈波図という検査をします。これにより大体の血管年齢（血管の硬さ）が推定できるのです。

脈波図

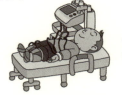

左右の手足の血圧を測定することで、血管年齢（PWV値）が推定できます。

原理：管に振動を加えたときの振動の伝わる速さに由来します。

　硬い管（動脈硬化）　⇒　振動が速く伝わる
　軟らかい管　　　　　⇒　振動はゆっくり伝わる

速い（数値が大きい）脈波ほど動脈硬化が強い

年齢と血管年齢値（PWV値）の変化

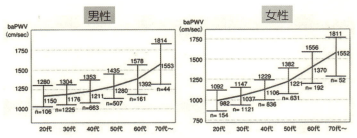

年代が増すごとに血管年齢（PWV値）は大きくなる

あなたの血管が、ツルツルか
ガタガタかにもよります。

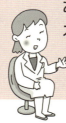

やっておきたい検査-2　頚動脈エコー

　頚動脈エコーで動脈硬化の程度と脳への血流量を評価します。無侵襲で手軽に検査できます。また、頚動脈エコーでの動脈硬化を参考にして、血液のサラサラ度を調節するのが望ましいと思います。

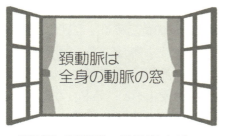

頚動脈は
全身の動脈の窓

・頚動脈に動脈硬化の進行があれば、
　全身の動脈もまた然りと推定できる。
　心臓の冠動脈や腎臓の動脈硬化も調べる価値あり。

・頚動脈エコーでは頚動脈を流れる血流速も測定できるので、
　ある程度脳血流を推定できる。

血管と血液　（器と中身）の関係

動脈硬化なし　⇒　LDL ＜ 140

軽い動脈硬化　⇒　LDL ＜ 120

強い動脈硬化　⇒　LDL ＜ 100

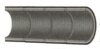

ツルツル
多少ドロドロ血が流れても…
VS.

ガタガタ
サラサラ血じゃないと…

自分の動脈硬化の程度を把握すること

　一般に動脈硬化は、文字どおり血管が硬くなることから始まります。柔軟でなくなった血管には、内腔にゴミが溜まりやすく、これをプラークとよびます。これが巨大になると、血管がつまりそうになることがあります。プラークは50歳代まではほとんどみられず、その後徐々に形成されていきます。各年代における血管の硬さや、プラークの大きさの標準と比較してみて、各例の動脈硬化の程度が推定できます。"平均より10年くらい歳をとった血管である" と評価するのです。また動脈は体中でつながっていますから、頚動脈硬化が強いと、体中の他の動脈にも動脈硬化があると覚悟しなければなりません。心臓や足の動脈硬化も調べる必要があります。

　MRIとMRAもよく脳内の動脈硬化の推定に用います。MRAで頚動脈の続きの太い脳動脈までを描出できます。頚動脈エコーとMRAで血管がきれいなら、一般に動脈硬化は軽いといえます。しかし頚動脈エコーやMRAはきれいなのに、MRIでたくさんの小梗塞が認められることもあります。このような場合は、脳血管の末梢の細動脈に動脈硬化があることを予想します。脳動脈硬化は木が枯れていくようなもので、枯れているのが幹や太い枝なのか、先の細い枝なのかと考えてみると、わかりやすいと思います。

器と中身

　血液がどれくらいドロドロでも大丈夫なのかを知るため、まず実際に動脈の状態を評価することが第1だと考えます。「百聞は一見にしかず」なのです。まず"器"を調べるのです。器の状態に応じて血液、すなわち"中身"の許容範囲を決めたほうがよいと考えます。ツルツルの器なら、中身がドロドロでも何とかなるのです。もし器がガタガタなら、中身をサラサラににしなければなりません。器はいったんガタガタになったら元に戻りません。一方、中身をサラサラにすることは十分可能なのです。

　私の手法は、器の状態をしっかり評価して、それに応じて中身を調節することです。「器がツルツルなら中身はドロドロで可、器がガタガタなら中身はサラサラに」という方針で治療しています。中身をサラサラにするためには、1に生活指導、2に薬物療法です。器のガタガタが軽ければ、すぐに薬に頼らず運動、食事療法を頑張ってもらいます。器のガタガタがひどければ、つまってしまう危険もあることから、サラサラ血にするため取りあえず適正な状態まで薬で下げざるを得ないこともあります。

　血中コレステロール値が正常範囲に入っていても、器がガタガタなら、さらに下げなければならない場合もあります。他の人でよい血液でも、動脈硬化のあるあなたにとっては、よりサラサラにしなければならないことを理解すべきです。

Q7 Question

糖尿病で通院しています。
歩いているとき、雲の上を歩くような
フラツキが・・・。
脳は大丈夫なのでしょうか？

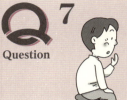

やっておきたい検査 -3　頚動脈血流（ドプラー検査）

　頚動脈エコーでは形態(動脈硬化)だけでなく、ドプラー検査で血流速も測定することができます。頚動脈血流速は加齢とともに低下していきますが、標準値を大きく下回っていると脳血流の低下を疑います。頚動脈血流速の低下した患者には、フラツキやもの忘れが出てきていないかを確かめる必要があります。頚動脈エコーによるドプラー検査で脳貧血の程度を推定するのです。

頚動脈ドプラー波形（縦軸は速度、横軸は時間を表す。一つの山で一心拍。）

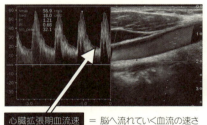

患者A　70代
心臓拡張期血流速 **18.0cm/s**
70代平均の血流速である
脳血流は保たれている

心臓拡張期血流速 ＝ 脳へ流れていく血流の速さ

患者B　70代
心臓拡張期血流速 **4.1cm/s**
70代平均を大きく下回る
脳血流が低下している

第2章 己を知る：自分の動脈硬化は？ 43

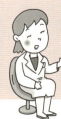

それは、脳まで血が上がっていない脳貧血です。脳梗塞の危険もあります。

総頚動脈・内頚動脈および椎骨動脈のドプラー波形の計測

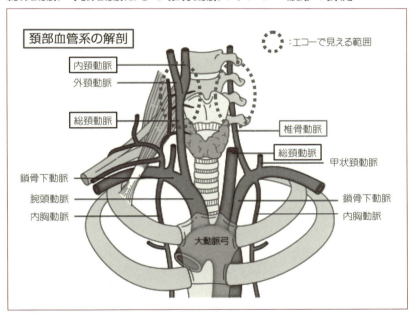

脳貧血（立っているときに足元がゆらゆら揺れる）

原因 ① 起立性低血圧
② 動脈硬化

↓

脳梗塞になることも…

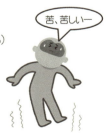

Dr.のひとり言

立ったとき起こるフラツキは？

　耳からくるめまいは「天井が回る」感じなのに対して、脳からくるフラツキは足元がゆらゆら揺れる感じがします。「雲の上を歩く」感じです。

　私がフラツキを訴える患者さんに詳しく尋ねるのは、"フラツキの起こったときの体位、姿勢"です。脳からくるフラツキは、立ち上がったとき、歩いているときなど、ほぼ例外なく体が立っているときに起こります。足を地面につけて体を支えているときともいえます。このようなとき、重力の関係で血液は足に下がりやすく、場合によっては脳に行きにくくなります。いわゆる「脳貧血」がフラツキの原因なのです。

　いったん足に降りた血液が、脳に戻らない原因は、大きく２つに分かれます。１つは起立により血圧が低下して（起立性低血圧）、心臓から脳へ血液を押し上げるだけの血圧が保てなくなる場合です。若い女の子が立ちくらみで倒れるのも脳貧血です。ときには失神することもあります。しかし横になっていれば、すぐに回復します。

　もう１つの原因として、動脈硬化が考えられます。立っているとき、心臓から重力に逆らって血液が脳まで届けられるのですが、その途中の動脈がガタガタしていて、柔軟

に伸び縮みしないなら、途中で血流が途絶える危険も起こります。硬くなって、つまりかけた管のなかを水が流れにくいのと同じ理屈です。このようにして起こるフラツキは、動脈硬化を有する高齢者に多いのは当然です。また動脈硬化の進んだ動脈のなかで血液が滞ると、血栓が生じる場合があります。その結果、脳梗塞に進展することもあります。高齢者の脳貧血は、フラツキだけに留まらず、脳梗塞につながる危険があるのです。

　寝ていて頭の位置を変えたときに起こるめまいは、まず心配いりません。しかし立っているときに起こるフラツキは、ときに脳梗塞につながることがあることを、頭の隅に置いておかなければなりません。

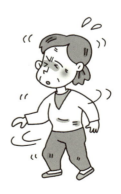

Q8 喫煙、糖尿病歴があります。歩くとふくらはぎ痛で歩けません。そのままでもよいですか？

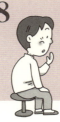

やっておきたい検査-4　下肢のエコー

下肢エコーでは、ソ径部（大腿動脈）と足の甲（足背動脈）を調べます。大腿動脈は頚動脈と同様に皮膚の表面近くを走っているため、細かい動脈硬化病変も描出しやすいという利点があります。

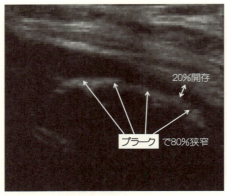

大腿動脈の一部が80％狭窄している。
そろそろ歩くと痛みが出てくる状態。

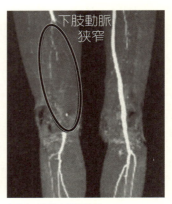

本来白く写る大腿動脈が、
重度狭窄のため写らない。

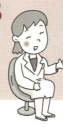

足の血管がつまっている可能性がありますね。下肢のエコーを行ったほうがよいかもしれません。

　足先まで到達した動脈血は静脈血となって心臓まで還らねばなりません。この静脈血の血流速が低下すると足がはれたり、血栓をつくる事態（深部静脈血栓症）も招きます。血栓が肺などに飛ぶと突然死の危険もあり、これをエコノミー症候群とよびます。下肢静脈血流速も調べるべきです。

| 下肢静脈血流速＝足先から心臓へもどる血流の速さ |

運動せず足を動かさない状態が続くと、静脈血がうっ滞しやすい
↓
血栓ができやすい
↓
血栓がと飛ぶとエコノミー症候群

静脈血流速の測定は重要

Dr.のひとり言

歩くと足が痛くなるのは？

　500メートルくらい歩くと、ふくらはぎが痛くなり、びっこをひくようになる患者さんがいます。しばらく立ち止まり休むと、再び歩けるようになるものの、また一定の距離を歩くと痛くて歩けなくなるのです。これを「間欠性跛行」といいます。その原因には、腰椎症と下肢の動脈硬化の2つがあります。

　下肢の動脈硬化は、進行すると壊疽を起こすことになり、腰椎症より注意する必要があります。足先に血が行きわたらなくなり、ついには足が腐ってしまうのです。下肢の動脈硬化が強い患者は、全身の動脈硬化も強いので、脳梗塞、心筋梗塞、腎不全などを合併している場合もあります。逆に、脳梗塞などを起こした患者さんには、足の動脈硬化がないかどうかをチェックしておく必要もあります。

　下肢の動脈硬化が進行すると、足先（甲）の動脈の拍動が触れなくなります。この部位が足背動脈で下肢動脈の終着点に位置します。触診で拍動が確認されればとりあえず壊疽の心配はありませんが、もっと早期から動脈硬化の管理をしておくことが大切です。そのために下肢エコーを行います。

　大腿動脈が50％以上狭窄しはじめてきたら注意を要し

ます。血圧、糖尿病、コレステロールなどの管理で進行を防ぎます。どんどん歩いてもらうことはいうまでもありません。禁煙も口を酸っぱく注意するのですが、なかなかいうことを聞かない患者さんも多いようです。８０％以上狭窄してきてはじめて痛みを覚えはじめます。血管拡張薬でも痛みが増すようなら、いよいよ手術ということになります。手術といっても足を切断するのではなく、狭窄した動脈を拡げる手術です。カテーテルで比較的簡単に治せる場合もあります。私のクリニックでは、壊疽で足を切断した患者はひとりもいません。

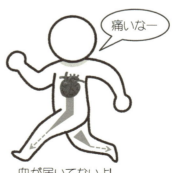

Question 9

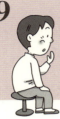

目の上に黄色の盛り上がったシミがあります。これは何ですか？
格好悪くていやなのですが・・・

やっておきたい検査-5　善玉コレステロールと悪玉コレステロール

　善玉コレステロール（HDL）と悪玉コレステロール（LDL）という表現がよくされます。HDL、LDL は、実はコレステロールそのものではなく、コレステロールを載せるトラックのことなのです。
　血中 LDL が高いほど、または HDL が低いほど、動脈硬化が進みやすいといわれています。

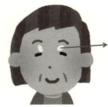

黄色腫
　見た目でわかる高脂血症の症状。
　美容じゃありません！

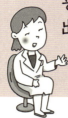

それは、コレステロールが体の外に出てきた証拠です。

血管内

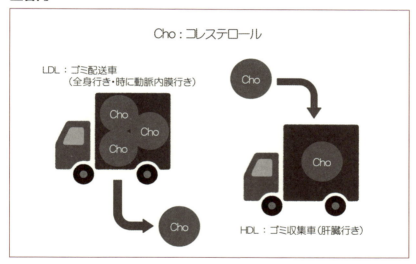

　腸管から吸収された食物の栄養素は肝臓に運ばれた後、全身にトラックで配られます。コレステロールを多く積んでいるトラックほど動脈硬化を起こしやすく、これが LDL です。LDL は動脈のなかへ入り込みやすく、動脈硬化を起こそうとします。一方、コレステロールなどの荷物を肝臓に持ち帰る働きをするトラックが HDL です。HDL はゴミ収集車の役割をします。

目尻の黄色いシミはなにを意味するのか？

　目尻の上側に黄色い盛り上がった沈着物がある人がいます。これを黄色腫といいますが、医学的には高コレステロール血症を意味するのです。

　食物から吸収された脂肪は、大雑把に分けるとコレステロールと中性脂肪があります。肝臓へ運ばれた脂肪はコレステロールと中性脂肪に"仕分け"され、体内の各部分に配られます。コレステロールは体の組織やホルモンの成分に、中性脂肪は運動のエネルギーになります。両方とも生命活動に有用なのですが、余ってしまうとコレステロールは体内のどこかに沈着し、中性脂肪はお腹などの脂肪組織として蓄えられることになります。

　コレステロールはどこに沈着するのか。その沈着場所の代表が動脈なのです。動脈の内面にコレステロールが沈着した状態を粥状動脈硬化といいます。黄色っぽいお粥のようなドロドロした脂肪が血管壁にこびりつき、やがてはゴリゴリに硬くなって岩のように動脈の内腔を塞いでしまうのです。黄色腫とは、動脈にこびりつくのと同じようなコレステロールが顔面に沈着してしまった状態で、黄色腫がみられるということは、その人の動脈にもコレステロールが沈着していると考えてよいのです。もちろん、血管内の

血液中にもコレステロール（特に悪玉コレステロール）が多いことが予想されます。

　黄色腫のみられる患者さんは私の外来にも数多く受診されています。そのなかには、外見を気にして、「このシミを取りたい」と話される患者さんもいます。しかし医者が気にするのは、もちろん外見ではなく動脈硬化なのです。黄色腫が拡大していくのは、動脈硬化が進行していくことを意味していると考えて、生活スタイルの改善に留意することが第1です。

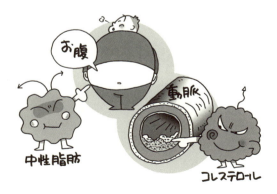

Q10 Question

肥満（168cm 78kg；BMI 27.6）といわれましたが、いますぐ減量したほうがよいですか？

やっておきたい検査-6　内臓脂肪量

腹部エコーで簡単に腹部の内臓脂肪量を測定することができます。内臓脂肪厚が10mm以上の例をメタボといいます。皮下脂肪厚が厚いけれども内臓脂肪厚が薄い例は、太っていてもメタボとはいいません。皮下脂肪厚：内臓脂肪厚の比が2：1くらいが理想的です。

エコー

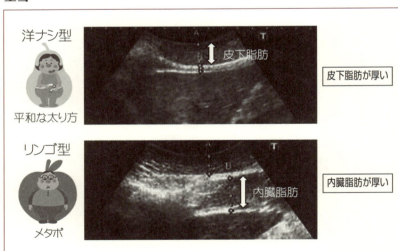

Answer 10

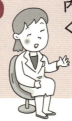

内臓脂肪型の肥満は、できる限り早く減量すべきです。

CT（腹部断面図）

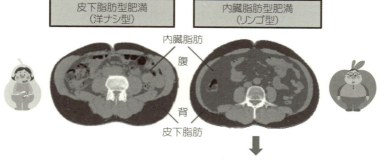

リンゴ型肥満は男性に多く
メタボリックシンドロームの危険性が高い

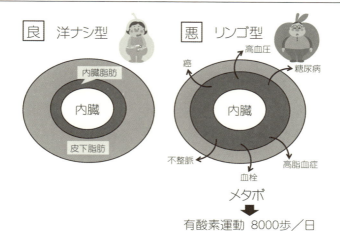

肥満にもいろいろあり

　体重（Kg）を身長（m）の2乗で割った数字を肥満指数（BMI）といいます。標準体重はBMIが22〜23で、BMIが25以上の場合を肥満と定義しています。みなさんはどうでしょう。かなりの人が肥満のなかに入っていることと思います。肥満は動脈硬化の危険因子なので注意を要します。

　胴体を輪切りにしたとして、中心部にあるのが内臓です。内臓を取り巻く脂肪を内臓脂肪といいます。そしてその周りの脂肪、すなわち外からつまめる脂肪を皮下脂肪というのです。皮下脂肪と内臓脂肪の間には腹膜があり、2つの脂肪組織は別世界なのです。よく"脂肪吸引"といって脂肪を吸い取る手術のことを耳にしますが、内臓脂肪は腹膜の内側にあるので、脂肪吸引できません。そしてこの内臓脂肪の多い肥満こそがメタボリック症候群なのです。内臓脂肪型肥満がメタボリック症候群を起こし、「悪い肥え方」ということになります。皮下脂肪は内臓を衝撃から守る鎧の役目をし、また保温効果もあります。「よい脂肪」といえるのです。

　以上のように、肥満の場合でも、内臓脂肪型か皮下脂肪型かを見きわめる必要があるのです。皮下脂肪型の肥満な

ら一安心。ゆっくり体重を減らしていけばよいのです。もし減らなくても、内科的にはそれほど疾病の心配はありませんが、膝関節などに負担がかかり、高齢になったとき、歩行に支障をきたす場合があります。

　一方、内臓脂肪からは動脈硬化や不整脈を起こす悪いホルモンが分泌され、さらには癌の元にもなる物質も分泌されるともいわれます。内臓脂肪型肥満は男性に多く、これが男性で女性より10年近く平均寿命が短いことの原因にもつながります。自分が内臓脂肪型肥満だとわかったら、これを少しでも減らすことに努力を傾ける必要があります。努力とは有酸素運動、すなわち散歩です。1日8000歩くらいを目標に歩きましょう。

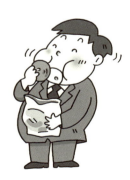

Q11 Question

最近ふらつくし、よく忘れます。脳の動脈硬化はどのように調べるのですか？

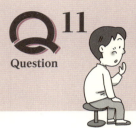

やっておきたい検査-7　脳 MRI

　右図のように体内の動脈を調べる方法がいろいろ行われています。みなさんはこれらの検査を受けられたことがあるでしょうか？

　たとえば MRI は CT に比べて細かい病変が発見できるのが利点です。CT と異なり放射能の心配もありません。もう１つ、MRI には大きな利点があります。それは MRA というやり方で、脳血管を写し出すことができます。しかし、MRI は検査料が CT より高額で、患者さんのすべてに保険で MRI を行っていては医療費がかかりすぎてしまう点は考慮しなければなりません。

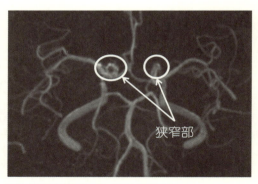

MRA で脳内の動脈が狭窄しているのがわかる

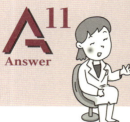

MRIにより寝ているだけで簡単に調べられます。昔は大変でしたが、いまは楽なんですよ。

動脈硬化を評価する検査

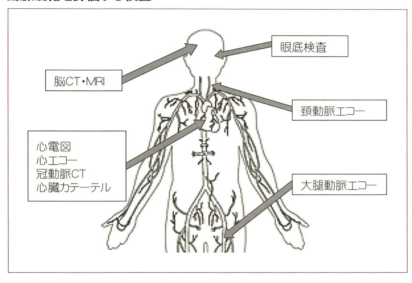

動脈硬化を調べるのはなかなか大変

　動脈硬化により影響を受けやすい臓器として、脳、心臓、下肢、腎臓、眼などがあげられます。先に述べたようにエコー検査で簡単に頚動脈や足の動脈を調べることができます。しかし脳や心臓の血管はそう簡単には写し出せません。

　脳血管を観察するため、手または首の動脈に造影剤を注射して、脳まで到達した造影剤により脳血管を写し出す、脳血管撮影が以前は盛んに行われました。これは多少のリスクを伴うため大変でしたが、現在ではMRIにより脳血管を写し出すMRAで大雑把に調べることができるようになりました。医学の進歩に感謝です。

　心臓の血管（冠動脈）を観察するためには、脳血管撮影よりさらに大がかりな心臓カテーテル検査を行わなければなりません。手または足からカテーテルを入れて冠動脈までカテーテルを進めて造影するのです。入院が必要な検査ですが、これも最近は、冠動脈ＣＴ検査といって造影剤を静脈注射するだけで、大雑把に冠動脈を写し出す検査が普及しています。その前に心電図や心エコーで心筋の虚血を間接的に検査することも大切です。

　眼の血管は眼底検査といって、眼の血管を直接のぞくことで観察できます。眼底の血管は脳血管と類似しており、

高血圧や糖尿病の影響を受けます。瞳孔を開くので、しばらくみえにくくなることをがまんしなければなりませんが、中年をすぎたら年に1度くらいは受けるとよいと思います。

　動脈は一般に体の奥深くを流れています。したがって動脈硬化を評価するのはなかなか大変で、以上のようにあの手この手で何とか動脈の様子を調べる手段が考案されています。

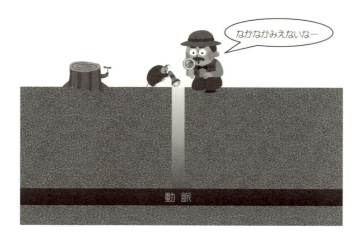

第3章

戦いに勝つ
動脈硬化を制するには？

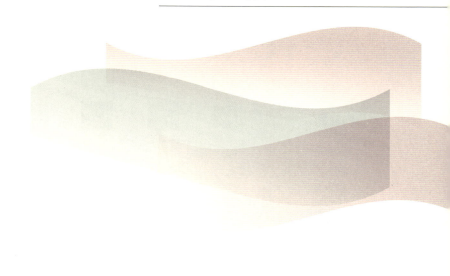

Q12

健康診断で血圧が 166/92 だったことから高血圧を指摘されました。家では正常なんですが治療が必要ですか？

血圧 敵（動脈硬化）に勝つための養生訓 - 1

血圧変動パターンを知る

人間は機械ではないので、血圧は環境、精神状態、時間帯によって変動します。通常血圧は昼間活動時に高く、夜中は低くなります。しかし早朝高血圧、夜間高血圧、白衣高血圧などは異なったパターンを示します。

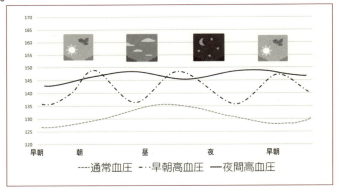

血圧日内変動

----通常血圧　-･-･早朝高血圧　―夜間高血圧

早朝高血圧　：　血圧が低いはずの早朝に上がる
　　　　　　　　心筋梗塞や脳卒中が朝発症しやすいことに関与

夜間高血圧　：　昼より低いはずの血圧が、深夜になっても高い
　　　　　　　　夜間血管が休めないので、血管障害がおこりやすい

白衣高血圧　：　医者の前で血圧が上がる
　　　　　　　　いつも正常血圧の人に比べると血管障害が多い

養生訓 - 1

早朝や深夜に血圧が上がる人は注意。

第3章 戦いに勝つ：動脈硬化を制するには？

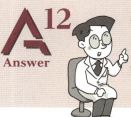

A12 血圧の治療は早いほうがいいですよ。どんなときでも最高血圧140、最低血圧90を超えないのが無難です。

血圧
敵（動脈硬化）に勝つための養生訓-2

冬は血圧が上がる、夏は血圧が下がる

　概して血管の病気は冬場に起こりやすいといえます。この原因として、寒さのため血管が収縮し、血圧が上昇することが第1に考えられます。さらに冬場はあまり水を飲まないので、血液が濃くなることもあります。血圧上昇による脳出血も心配ですが、血が濃くなることも加わり脳梗塞にも要注意です。

　夏場は、逆に暑さのため血管が拡張し、血圧が下がることが多いと思わなければなりません。血圧が下がることはよいことですが、あまり下がりすぎると脳貧血が生じる場合があります。最近は高温化で汗を猛烈にかくため、血液が濃くなることもあり、昔より脳梗塞が増えていることも忘れてはいけません。

季節による変動

冬 → 気温低下 → 血管収縮 → 血圧↑　血管障害注意

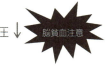
夏 → 気温上昇 → 血管拡張 → 血圧↓　脳貧血注意

養生訓-2
冬は血圧が上がりやすく、夏は下がりやすい。降圧剤を冬と夏で加減する場合も。

血圧 敵(動脈硬化)に勝つための養生訓-3

入浴の注意点

　お風呂に入り1日の疲れを取ることは、日本人にとって他国より重要な意味をもちます。シャワーが普及してきていますが、なにか物足りない感じを覚えます。1日の労働の終わりとして、気分をリセットする効果は大きいものです。しかし入浴に際して、わが国では年間1万人の死亡者が出るという報告もあります。血圧が大きく変動するからです。温度変化や水圧で血圧が以下のように大きく変動します。

　以下のように一連の入浴行為中において前半は血圧上昇、後半は血圧低下に注意しなければなりません。

入浴時の血圧変動

① 脱衣場 → 室温低下 → 血圧↑

② 湯船につかる → 水圧 → 血圧↑

③ しばらく湯につかる → 熱で血管拡張 → 血圧↓

④ 湯から出る → 水圧がなくなる → 血圧↓

養生訓-3

入浴時の血圧変動に注意。

血圧
敵（動脈硬化）に勝つための養生訓-4
塩分は少ないほど良い

血圧管理のために、塩分制限に留意しなければなりません。高血圧の人は塩分を1日7g以下にするよう勧められています。減ってきているとはいっても、塩分必要量は1日2〜3gでよいので、もっともっと減らしても構いません。日本人は10g以上の塩分を取っているといわれています。

各国の塩分摂取量

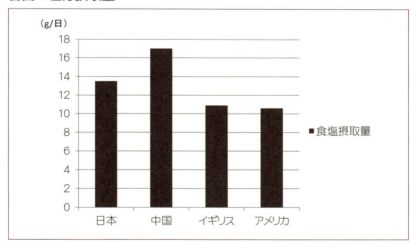

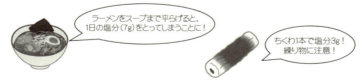

ラーメンをスープまで平らげると、1日の塩分（7g）をとってしまうことに！

ちくわ1本で塩分3g！練り物に注意！

養生訓-4
高血圧の人は、塩分制限と肥満予防を。肥満ではなく塩分制限をしていても高血圧なら、あきらめて薬を。

まず血圧をいちばんに管理すること

　動脈硬化の危険因子のなかで私は高血圧がもっとも嫌いです。その理由は、高血圧が急速に血管病変を進める可能性をもつからです。糖尿病や高脂血症などでは徐々に血管にゴミが溜まっていくようなものなので、一朝一夕には血管はつまりません。たとえば血清コレステロールが250以上でも、患者さんが頑張ってくれるなら、しばらくは様子観察できます。しかし血圧が180/100ある患者さんをそのまま帰すことはできません。

　血圧というのは、ゴム管を口でくわえて吹く力のようなものなので、あまり強く吹くと、ゴム管が伸びて傷ついてしまい、つまったり（＝脳梗塞）、破れたりします（＝脳出血）。ゴム管にゴミが溜まっていくようなのんびりした変化ではないこともあります。たとえ一過性でも、強い圧力がゴム管の内腔にかかればゴム管が壊れることもあるのです。高血圧は"待ったなし"なのです。

　特に、日本人の脳血管は高血圧に弱いといわれています。同じ高血圧でも欧米人は心臓の血管に影響が出やすく、日本人は脳卒中を起こしやすいという統計が出ています。

　立っているとき、脳は心臓より高い位置にありますから、血圧が低すぎると脳まで血液が届かず脳貧血の心配もあり

ます。しかし脳以外の臓器は心臓より下にありますから、血圧は低いに越したことはありません。脳貧血が起こらない程度まで血圧は下げたほうがよいと思っています。

高血圧は急変を起こす！
　　ちゃんと管理しないと爆発するぞ！

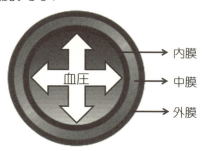

血管断面（動脈）

Q13 Question

5年前から高血糖（今年は空腹時血糖152）なんですが、元気いっぱいだし、本当に病気なのでしょうか？

糖尿病
敵（動脈硬化）に勝つための養生訓-5

糖尿病は血管を通じて病気を起こす

　糖尿病は万病の元です。それはなぜかというと、糖尿病が血管の流れを悪くして、その先の臓器に栄養を送れなくなるからです。血管を大きく分けると、大血管と細小血管があります。糖尿病による大血管病変がいわゆる動脈硬化症です。

　細小血管病変が生じやすい臓器として、目の網膜、腎臓、末梢神経などがあり、そこに栄養が送られなくなると、それぞれ網膜症、腎症、末梢神経障害が起こります。網膜症は進行すると失明に至り、現在、日本人の失明者の原因の第1位は糖尿病なのです。腎症はタンパク尿で始まり、進行すると腎不全に至り、透析を余儀なくされる場合もあります。現在、透析患者の第1位も糖尿病です。末梢神経障害は足や手の先のしびれや麻痺を起こしますが、しびれがひどくて生活に支障が生じたり、逆に感覚がなくなり傷ができても気づかず、悪化させてしまうこともあります。

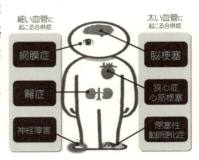

糖尿病の合併症

養生訓-5

糖尿病では一般の動脈硬化症ばかりでなく、網膜症、腎症、末梢神経障害にも注意。

第3章 戦いに勝つ：動脈硬化を制するには？

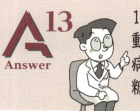

A13 Answer 10年先を考えて、いまから正しい食事、運動に気をつけるべきです。このままでは必ず病気が集まってきますよ。少なくとも食後血糖が200を超えないようにしてください。

糖尿病
敵（動脈硬化）に勝つための養生訓-6

糖尿病は脂肪の摂りすぎと運動不足が原因

戦後、生活スタイルの欧米化でもっとも増加したのが脂肪の摂取量と車の台数といわれています。これらに呼応するように、糖尿病が増えてきているのです。すなわち脂っこい食べ物と運動不足が糖尿病の引き金だと考えられます。

糖尿病では糖分の摂りすぎがダメなことは理解できますが、もっと注意しなければならないのは脂肪の摂りすぎです。脂肪は分解されて脂肪酸になりますが、脂肪酸はインスリンの機能を低下させるのです。その結果、血糖値が高くなってしまうのです。またインスリンの働きが悪くなると、それを補うため、たくさんインスリンが分泌されるようになります。インスリンは脂肪を合成する作用ももつため、増えたインスリンは必要以上に脂肪を蓄える作業を続けるのです。すなわち脂肪は糖尿病を起こし、糖尿病もまた脂肪を増やすという悪循環を招いてしまいます。糖尿病の予防のために甘いものを控えても、脂っこい物を食べていては、手落ちといえます。

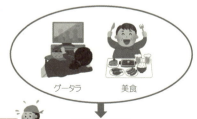

養生訓-6
糖尿病はインスリンがさぼるから起こる。インスリンを働き者にするには脂肪（美食）を摂りすぎないこと、運動すること。

糖尿病
敵（動脈硬化）に勝つための養生訓 - 7

朝食、昼食は糖質を、夕食はタンパク質を摂ること

　三大栄養素のうち糖質と脂質は身体活動のためのエネルギーの元になります。体の燃料というわけです。糖質と脂質ではどちらが燃料として優れているのでしょう。答えは糖質です。その理由として、糖質は脂質に比べてエネルギーにすぐ変換しやすいことがあげられます。脂質は有酸素運動によりゆっくりエネルギーに変えられるので、即利用ができないのです。また糖質は筋肉だけでなく脳のエネルギーにもなります。というより糖質が脳にとって唯一のエネルギー源であり、脂質は脳のエネルギーにはならないのです。

　そのようなわけで、これから活動しなければならない朝、昼の食事には糖質が必要なのです。一方、夕食には糖質はそれほど必要ありません。あと数時間もすれば眠るのですから大量のエネルギーは必要なく、余れば脂肪に変わるだけです。代わりにタンパク質が必要となります。なぜかというと、人が眠っている間に体は再生されなければならず、その原料にタンパク質が使われるからです。これがいわゆる基礎代謝で、毎晩タンパク質は基礎代謝維持のため使われているのです。

朝・昼食（活動用）

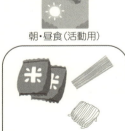
速効エネルギーの糖質（炭水化物）
（脳のエネルギーは糖質だけ）

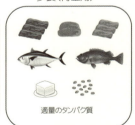
夕食（再生用）

適量のタンパク質

養生訓 - 7
朝、昼の糖質は元気の元、夜の糖質は糖尿病の元。

糖尿病
敵（動脈硬化）に勝つための養生訓-8

朝の果物、夜の野菜

　果物は朝、昼に食べることが合理的です。先に述べたように、果物の糖質は、即利用できるエネルギーです。車でいうと、ガソリンにあたるのが糖質なのです。これから働こうとする朝に、スタートの意味も込めて、ガソリンを入れることは必要です。夕食後はそれほど働く必要がないので、夜に果物を食べるのは無駄といえます。その代わりにお勧めしたいのが野菜なのです。野菜は豊富な食物繊維により、私たちが眠っている間に消化管を大掃除してくれます。

　脂質もエネルギーになりますが、脳のエネルギーにならず、有酸素運動を行ってゆっくり利用できるエネルギー源なので、朝意識して摂る必要はありません。また脂質は余ると体のなかに脂肪として蓄えられます。現代生活ではどうしても体内に脂肪が余ってしまうので、これを野菜の食物繊維で掃除する必要があるのです。

朝・昼食（活動用）

夕食（再生用）

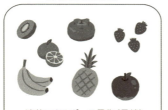
速効エネルギーの果物（果糖）

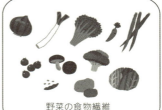
野菜の食物繊維

養生訓-8

朝の果物でエネルギーを補充し、夜の野菜で腸の掃除をする。

Dr.のひとり言

糖尿病が増えている

　糖尿病が急増してきています。わが国には現在、推定700〜800万人の糖尿病患者がおり、最近の30年間に何と20〜30倍に増えてきているのです。糖尿病の予備群はさらに多いという統計も出ています。糖尿病はまさに国民病なのです。

　食物から吸収された糖質は、膵臓から分泌されたインスリンによりエネルギーに変換されます。インスリンの分泌が少なかったり、分泌されてもインスリン自体の働きが弱いと、糖質が血中に必要以上に残ってしまいます。この状態が糖尿病で、これが進行すると尿にまで糖が降りることになります（尿に糖が降りなくても血糖が高ければ、糖尿病です）。

　糖尿病でも多いのはⅡ型糖尿病といって、インスリンが出ていても働きが弱いタイプです。このような患者は概して元気で、よく食べるので最初は太っていきます。無症状で元気ですから、糖尿病といわれても意に介さず、食べ続ける人が多く、気がついたときには動脈硬化が進行してしまっているのです。

　糖尿病は脳、心臓、足などの動脈に動脈硬化を起こし、それぞれ脳梗塞、狭心症・心筋梗塞、壊疽の危険を招きま

第3章　戦いに勝つ：動脈硬化を制するには？

す。動脈硬化は糖尿病の程度とそれほど強く相関せず、軽い糖尿病でも引き起こされることがあります。これはメタボリック症候群が背景にあるからだと解釈されています。すなわちメタボリック症候群では、糖尿病、高血圧、高脂血症といった動脈硬化危険因子が道連れになって襲いかかります。たとえ糖尿病が軽くても、他の動脈硬化危険因子も併存するため、動脈硬化が加速度的に進行するのです。糖尿病はメタボリック症候群の中心的メンバーなのです。

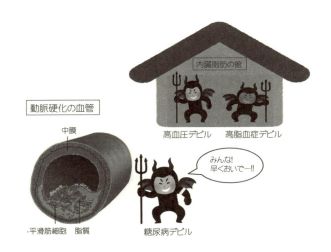

Q14 Question

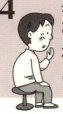

悪玉コレステロール（LDL）が155あるのですが・・・コレステロールが高いのと、中性脂肪が高いのでは、どちらが悪いのですか？

高脂血症
敵（動脈硬化）に勝つための養生訓-9

脂肪酸の種類を知っておく

高脂血症に対する食事療法を語るうえで、脂肪酸について説明しなければなりません。脂肪が分解したものが脂肪酸で、これが体内においてエネルギーとして使われます。脂肪酸にはいくつもの種類があり、これらが重なり合っていわゆる油ができているのです。

脂肪酸には常温で固まる飽和脂肪酸と、固まらない不飽和脂肪酸があります。飽和脂肪酸が獣油、不飽和脂肪酸が植物油、魚油です。よく固まる飽和脂肪酸が動脈硬化を進行させるのは理解しやすいでしょう。飽和脂肪酸はコレステロールを増やし、不飽和脂肪酸はコレステロールを減らすのです。

植物油のなかでもオレイン酸やαリノレン酸を多く含むものがよいといわれます。αリノレン酸は体内でEPAやDHAといった魚油の成分に変化します。魚油は中性脂肪を低下させて動脈を軟らかくします。

植物油の種類

動脈硬化に対する効果

一位　αリノレン酸を多く含む油
エゴマ油、しそ油、アマニ油

二位　オレイン酸を多く含む油
オリーブ油、菜種油、ナッツ油

三位　リノール酸を多く含む油
大豆油、コーン油、ゴマ油

養生訓-9

魚油、植物油、獣油の順に！

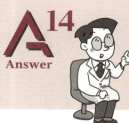

Answer 14

コレステロール、中性脂肪とも同じくらいいけません。コレステロールは直接動脈に沈着、中性脂肪は内臓脂肪になってから動脈硬化を起こします。できれば悪玉コレステロール（LDL）が100、中性脂肪が150を超えないようにしてください。

高脂血症
敵（動脈硬化）に勝つための
養生訓-10

有酸素運動で脂肪を減らす

　身体活動のエネルギー源として糖質と脂質があり、エネルギー効率としては糖質が優れていると述べましたが、脂質にもよいところがあります。それは貯えられることです。脂肪組織として体内に貯えられ、栄養が摂取できなくなる事態に備えておくのです。しかし現代社会においては栄養失調に陥る事態は少なく、栄養過多状態が慢性的に続くのです。これを消費する手段を考えなければならず、有効であるのが有酸素運動なのです。

　ゆっくり蓄えられた脂肪ですから、ゆっくり消費しなければ減っていきません。効率を重視して、激しいトレーニングを行っても糖質が使われるだけなのです。脂質を減らすには、長時間継続可能な軽度または中程度の負荷の運動が有効です。

　1時間散歩してもたったの300kcal（ショートケーキ1個分）ですが、この有酸素運動が体の奥の脂肪を減らすことにつながり、メタボの改善へ導くのです。

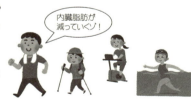

おすすめは散歩

有酸素運動：
長時間継続可能な軽度または中程度の負荷の運動

養生訓-10

有酸素運動で初めて脂肪は減る。あせらず、ゆっくりと。

高脂血症
敵（動脈硬化）に勝つための養生訓-11

粗食でダメなら薬も仕方なし

　新聞や週刊誌で、コレステロールに関して誤解しやすいコメントが出回っているので、私の意見を述べます。

　まず「コレステロールは低いほうが健康に悪い」というコメント。これは研究の対象者に癌などの栄養失調の患者さんが含まれ、それらの患者さんはコレステロールが低いから、そのような結果が出たのだと思います。健康人ではコレステロールが低ければ低いほど、血管障害が少ないという統計が出ています。

　次に「コレステロールの多い食材を摂ってもコレステロールは増えない」というコメント。これも半分おかしいと思われます。先に述べましたが、取り入れられた脂肪は肝臓でコレステロールと中性脂肪に仕分けされ、残りは便として体外へ排出されます。どれだけコレステロールが多い食材を食べても、肝臓でコレステロールがつくられなければよいのです。ところが高脂血症の患者はコレステロール生成率が高いので、コレステロール食が血中コレステロール上昇に直結してしまうのです。このような患者は粗食を心がけねばならないのですが、そういう体質ですから、なかなかコレステロールは下がりません。体質なら仕方ありません。薬の選択も考えるべきです。

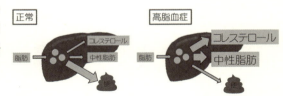

高脂血症の患者は、肝臓でコレステロールや中性脂肪がつくられやすい！

養生訓-11

食事をがんばってもダメなら、しばらく薬を。

第 3 章　戦いに勝つ：動脈硬化を制するには？

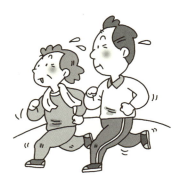

コレステロールと中性脂肪の役割と害

　高脂血症とは血中の脂肪が多く、ドロドロ血になることです。脂肪の代表がコレステロールと中性脂肪です。
　腸管から吸収された食物の栄養素は、まず肝臓に運ばれます。そこで種分けされるわけで、大別すると体の構成成分になるものと、エネルギーになるものに分かれます。コレステロールは前者で、中性脂肪は後者の働きをします。コレステロールはひと口にいえば"くどい食物"に含まれる脂肪成分で、肉類、乳製品など"美味しい"食物といえます。中性脂肪は食物の成分がなにであれ、吸収された栄養素が余ると中性脂肪として体内に蓄えられます。カロリーの高い栄養素ほどたくさんエネルギーに換えられますから、中性脂肪も生まれやすいわけです。ご飯でも、おかずでも、デザートでも何でも、食べすぎると中性脂肪として残ってしまいます。
　工場に言い換えると、コレステロールは材料、中性脂肪は燃料にあたります。血液中をコレステロールと中性脂肪が流れるのは、材料と燃料を乗せたトラックが全国を駆け巡るようなものです。材料が余ったら、場合によっては各地に捨てられます。人体でいうと、捨てられる場所は血管ということになります。こうしてコレステロールは動脈硬

化を起こすのです。一方、余った燃料、すなわち中性脂肪はどうすればよいのでしょうか？　倉庫に貯蔵しておくしかありません。人体においていちばん適切な倉庫とは筋肉なのですが、そこに収まり切れなくなると肝臓や脂肪組織に溜めざるを得なくなります。こうして脂肪肝や肥満（メタボ）が進んでいくのです。

　コレステロールは直接に動脈硬化の元になります。中性脂肪は、まず脂肪組織（特に内臓脂肪）として体内に蓄えられ、しかるべき後に動脈硬化を起こします。コレステロールは食物の質を考え、中性脂肪は運動に相応する食物の量を考えて、食べることが肝要です。

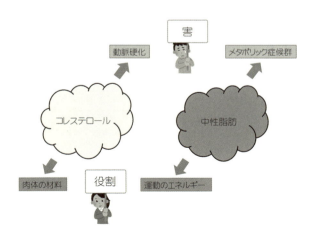

Q15 Question

昔のように食べないのに太っていきますが、どうすればよいでしょう？

肥満
敵（動脈硬化）に勝つための養生訓-12

年を取ると太る（サルコペニア肥満）

一般に加齢とともに筋肉は減っていきます。1年で1％ずつ減ると考えてよいでしょう。筋肉が減ることは、基礎代謝が低下することを意味します。さらに運動量も減るので、エネルギー代謝も減っていきます。その結果、燃やされるべき脂肪が余ってしまうのです。加齢により筋肉は減るにもかかわらず、脂肪が増えて太っていく肥満を「サルコペニア肥満」といいます。

サルコペニア肥満は、メタボとかなり重なり、動脈硬化を促進します。そもそも筋肉が減るのに太るのだから、転倒などの危険も増えます。防がなければなりません。

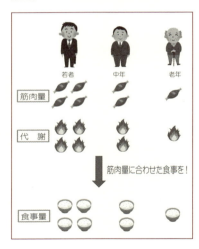

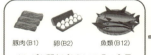

基礎代謝をあげる食事
- 運動後に筋肉の元のタンパク質を摂る。（筋肉が増える）
- 糖質とビタミンBをいっしょに摂ると効果的。

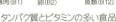

豚肉(B1)　卵(B2)　魚類(B12)
タンパク質とビタミンの多い食品 ＋ 糖質

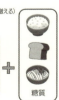

養生訓-12
歳をとっても太らないためには・・・
＊基礎代謝（筋肉量）を上げる
＊中年になったら食事量を若いころの半分に、老年になったら中年のころの半分に。

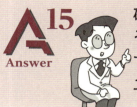

A15 確かに食事量は減っているのでしょうが、代謝量はそれ以上に減ってきているのです。
工夫と努力が必要です。

肥満
敵（動脈硬化）に勝つための養生訓-13

夜に食べると太る

食事を節制して、運動もそこそこ行っているのに、肥満の人が多くみられます。そのような場合、もう 2〜3,000 歩多めに歩くようにすれば半年くらい後から徐々に体重は減っていくものです。しかしそれが無理なときは、食事をもっと制限するしかありません。「これ以上食事を減らすのは無理」という人は、食事量と時間配分に工夫を加えるのも一考の価値があると思います。下図のように、夜に食べると太りやすいのです。

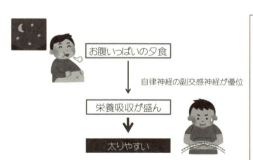

副交感神経：休息時に働く神経で、消化器に栄養吸収を指示。
交感神経：活動時に働く神経で、エネルギーは消費される。

糖質（御飯）はできる限りひかえて、おいしいおかず（タンパク質）を少なめに。

養生訓-13

つらいけど夜の食事は少なく。その分、朝、昼に回そう。

肥満
敵（動脈硬化）に勝つための養生訓-14

更年期を過ぎると太る

　女性ホルモン、特にエストロゲンは動脈硬化をいろいろな角度から予防します。善玉コレステロール（HDL）を増やし、悪玉コレステロール（LDL）を減らす働きもあるのです。またインスリンの機能を保つ働きもします。インスリンは体内の掃除役で、インスリンがさぼると、体内にゴミが溜まります。体内では、ゴミというのは余った糖と中性脂肪で、これらが溜まることをメタボというのです。若いうちはエストロゲンにより守られていた女性の体が、みるみる中年太りしていくのはこのためです。肥満だけならまだましですが、糖尿病や高脂血症が中年以降の女性に急増するのも、エストロゲンという守り神がなくなってしまうからといえます。

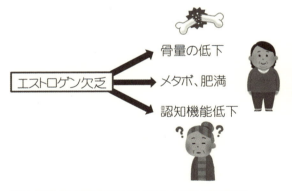

エストロゲンが欠乏することによりメタボ、肥満となり動脈硬化が進むほか、骨粗しょう症や認知症の危険も増していく。

養生訓-14
女性は更年期に差しかかったら厳重注意。
　　男性より努力！　　骨や呆けにも注意！

第3章 戦いに勝つ：動脈硬化を制するには？

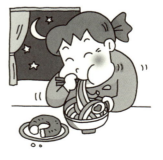

肥満の盲点

　肥満は高血圧、糖尿病、高脂血症と重なり合う病態ですが、単独でも動脈硬化の危険因子です。太りすぎの患者さんに、"食べすぎ"と注意すると、「そんなに食べていません。これ以上食事を減らすのは無理です」という返事が返ってきます。決して患者さんは嘘をついているわけではないのですが、実際に太っているのだから仕方がありません。それほど食べてないのに、どうしてやせられないのでしょう？

　若いころはどんなに食べても太りませんでした。これは基礎代謝（新陳代謝）とエネルギー代謝が活発だったからです。基礎代謝は筋肉量、エネルギー代謝は運動量で決まります。たとえると基礎代謝は工場、エネルギー代謝は工場の生産活動のようなもので、燃料が消費されていきます。人体の場合、工場はタンパク質、燃料は糖質や脂質により賄われます。若いころは、工場が大きく活発に運営するため燃料がどんどんなくなっていくのです。ところが歳をとると、工場の生産が落ちるので燃料が余っていきます。人体の場合、余った燃料が体脂肪なのです。歳をとって太ってくるのは、工場が働かない割に燃料を仕入れすぎているようなものなのです。

歳をとると、①筋肉がやせ衰える→基礎代謝が減る、②運動しなくなる→エネルギー代謝が減る、という２つの要素により燃料が余っていくわけです。工場が小さくなるうえに、活気もなくなるようなものです。こうなれば、いくら仕入れる燃料を減らしても、余っていきます。高齢者の肥満の盲点とは、加齢による筋肉の縮小と運動の減少にあるのです。適切な運動が不可欠です。

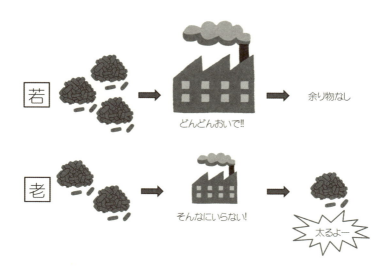

第 4 章

戦い終わって
老後気をつけることは？

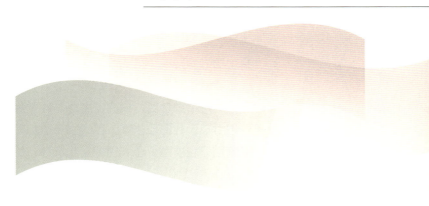

長生きの代償

　頚動脈硬化のある患者さんをエコーで毎年観察していると、動脈硬化を示すプラークは徐々に大きくなっていくのが常です。しかし血圧、血糖の管理や悪玉コレステロール（LDL）の低下などに努めると、プラークはそれほど増大していきません。場合によってはプラークの縮小もみられます。そして75歳（遅くとも80歳）くらいに達すると、もう医学的管理をなにもしなくても動脈硬化は止まることが多いようです。そのような患者さんは、長生きの切符を手に入れたのです。

　できはじめの軟らかいプラークは管理が悪いとどんどん増大して、場合によっては動脈を塞いでしまうこともあります。このようにして中年から老年期の脳梗塞、心筋梗塞が起こり、生命が脅かされるのです。放っておくわけにはいきません。患者と医者が協力して、そのような事態を防ぐのです。

　治療が軌道に乗ると、上に述べたようにプラークはそれほど増大せず、むしろ縮小することもあり、"ヤレヤレ逃げ切り"となるのです。そのころになると、プラークは軟らかい脂から固い脂に圧縮され、安定してきます。ところが頚動脈の血流を測定すると、意外な事実が発覚することがあります。血流速の低下が認められるのです。頚動

脈の血流は脳血流に直結します。動脈硬化の危機を脱して長生きの切符を手にした代わりに、それからは脳血流の低下と戦わなければなりません。

　どういうことかと考えてみると、動脈の内腔にこびりついたプラークが固く安定した代わりに、血管自体は硬くなってしまうのです。内腔は広がっていても、伸び縮みが思うようにできなくなるのです。このようなとき、私は患者さんに「頚動脈に流れ込む血流を増やすためにもっと歩くこと」を指導します。

　以上のように、現代では医学の力で多少寿命を延ばすことが可能ですが、その後に必要なのは患者さんの努力なのです。高齢者の診療をしていると、一事が万事こういうことだと思います。長生きの末には脳梗塞、認知症、骨折、肺炎などが待っています。これらを防ぐため、歳をとったら若いころよりもっと努力しなければなりません。切符を手にしたからには、努力しましょう。

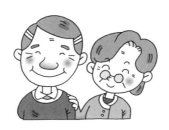

一読・十笑・百呼　千字・万歩

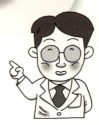

　後期高齢者（75歳以降）にとって、暇な時間はどんどん増えるはずです。現役のころのセリフである"忙しくて手が回らない"という言い訳は通用しなくなるのです。そこでよい養生訓があるので紹介します。認知症の予防を特に頭に入れて、次頁のような生活習慣を実行してください。

"1日1度は本を開いて知識を得よう"という意味。
左脳と前頭葉の活性化!!

1日10回大笑いすること。
笑うことで免疫力アップ!!

吸うことより吐くことが大切。
副交感神経が活発になる!!
1秒吸って10秒吐く感じ。

1日1,000字くらいは書く習慣を。
なにを書くかを決めるのに前頭葉が活性化。
写経なら脳内にセロトニンが分泌されて、
心が穏やかに!!

1日10,000歩を目指して!!
足の血流が増えると、前頭葉も活性化される。
さらに内臓脂肪の減少、骨の強化、免疫力の向上
など効能は多彩!!

老後心がけたい食養生

　長生きの切符を手に入れた高齢者が、日常心がけたい食事の養生法を記します。
　まずタンパク質、ビタミン、ミネラルを積極的に摂ることを心がけましょう。基本的に加齢とともに必要とする栄養素は減っていくのですが、タンパク質、ビタミン、ミネラルは若いころと同じだけ摂るべきなのです。先に述べたように、エネルギーの元になる糖質と脂質は、歳をとるにしたがって減らさなければなりません。若者の半分もいりません。一方、タンパク質は筋肉や骨の元ですから、体中ガタが出てきた高齢者は補修を怠るわけにはいかず、若者並みのタンパク質が必要なのです。特に夜タンパク質を摂ることで、夜中に体の補修が進むのです。ビタミンやミネラルの不足も現代においては深刻です。現代は加工食品が多く、加工するたびにビタミン、ミネラルが減っていきます。できる限り自然食品を食べましょう。
　次にタンパク質の内容ですが、どうせ摂るなら青魚と植物性タンパク質である豆がよいと思います。青魚の油はEPAとよばれ、血管を柔らかくします。細胞膜は脂肪でつくられますが、同じ脂肪でも獣油は固まりやすい性質をもちます。それに比べて魚の油は細胞膜のためによいのです。1日にイワシ5〜6匹食べるとよいそうです。頑

張って食べましょう。魚油は固まらない代わりに腐りやすい（酸化しやすい）性質をもちます。酸化予防のためにビタミンEもいっしょに摂りましょう。豆は昔は主要なタンパク源でしたが、現在は動物性タンパク質の脇役になっています。動脈硬化や認知症の増加は、豆類の摂取減少と関係していると考えられます。豆は魚とともに良質のタンパク質です。

　野菜を目いっぱい食べることも忘れてはいけません。現代人は昔と比較にならないくらいに脂肪と糖分を摂りすぎています。栄養過多です。野菜にはビタミン、ミネラル、食物繊維が豊富に含まれます。摂りすぎた脂肪、糖分を代謝するのにビタミンやミネラルが必要なのです。代謝できなければ、余って体内に蓄積されることになります。主に内臓脂肪、動脈硬化として蓄積されます。食物繊維は摂りすぎて代謝されない脂肪、糖分を体外に運び出す働きをします。1日に両手3杯分の野菜を食べましょう。

　飽食の現代において、体内の余り物への対策が必要です。以上のような食材、栄養素がどうしても不足しがちになります。「飽食時代の栄養失調」に気をつけなければなりません。

> ま・ご・た・ち
> や・さ・し・い

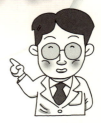

　高齢者にとって食養生はなにより大切であると思います。歳をとるにしたがい病気は増えていくもので、そのつど薬を増やしていったとすれば、薬が山のようになってしまいます。"歳をとったら薬を減らして、食事や運動に時間とお金をかける"という姿勢がよいのです。流行り文句の「まごたちやさしい」は動脈硬化や認知症によい食材です。

第4章 戦い終わって：老後気をつけることは？

まめ　植物性タンパク質が動脈硬化を抑制。
レシチンが認知症を予防。

ごま　ビタミンE、セサミン、不飽和脂肪酸による
抗酸化作用で、動脈硬化、認知症を抑制。

たまご　多種の栄養素を含む。
コリン（アセチルコリンになる）が認知症を予防。

ちーず　カルシウム、ビタミンB2は動脈硬化を抑制し、
ビタミンAは免疫力を高める。
トリプトファンは認知症を予防。

やさい　食物繊維、リコピン、ベーターカロテンは、
動脈硬化を抑制。ビタミンCは抗ストレス。

さかな　EPA、DHAは動脈硬化、
認知症に効果が絶大。

しいたけ　植物性タンパク質が動脈硬化を抑制。
豊富なビタミン、ミネラルが免疫力を向上。
グルタミン酸、ビタミンDは脳を活性化。

いも　食物繊維、ポリフェノールなどが
動脈硬化を抑制。

動脈硬化の管理は癌の予防につながる

　日本人の2大死因は癌と動脈硬化による血管障害です。私のところは動脈硬化を管理するクリニックなので癌は専門外ですが、動脈硬化を管理することは癌の予防につながると思われますので、その根拠を以下に述べます。

　動脈硬化の原因として、過食・運動不足といった生活習慣とストレスの2つがあげられます。過食、運動不足の結果、内臓脂肪が溜まり、メタボリック症候群として動脈硬化が進行していくのですが、内臓脂肪からは癌を発生させる物質も生まれるといわれます。

　ストレスの動脈硬化や癌に及ぼす影響も忘れてはいけません。ストレスが動脈硬化の危険因子であることは以前から報告されています。これはストレスにより交感神経が強くなること、すなわち自律神経失調により、体内のサビである活性酸素が血管に溜まってしまうことが原因と考えられます。さらに交感神経は血管を緊張させ、またコルチゾールという"闘争"するためのホルモンを分泌させるため、血管が絶えず緊張し、動脈硬化に至ってしまうという機序も考えられます。一方、自律神経失調では内臓にも活性酸素が溜まり、癌の発生につながってしまうのです。

　まとめると、過食・運動不足およびストレスに

より体内に生じた内臓脂肪、活性酸素は動脈硬化ばかりでなく癌の元になるわけです。

　以上のように、動脈硬化が進むメカニズムは、癌が発生するメカニズムとかなり重複するのです。動脈硬化と癌の食事療法は類似しているし、歩くことが両方の予防に推奨されることからも、この考えは間違ってないと思います。したがって、動脈硬化が発見され、これが進まないように管理することは、癌の予防に結びつく可能性が強いのです。動脈硬化の予防には、最小限の薬も必要になるかもしれませんが、上に述べた理由から、"不必要に食べ物を摂らないこと"、"１万歩目指して歩くこと"、そして"ストレスと上手に付き合うこと"を心がけるのがよいのではないでしょうか。

　序章で「動脈硬化を管理することで死因の３割がなくなる」と述べましたが、これは癌の予防にもつながるので、うまくやれば６割（！）の死因を減らせる可能性もあるのです。一挙両得とはこのことです。

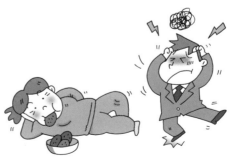

同じ穴のムジナ

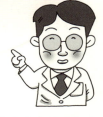

　右図に動脈硬化と癌の関連性をまとめました。図には入れませんでしたが、活性酸素の存在も考えなければなりません。老化により体内に活性酸素が増えていき、どこに溜まるかで動脈硬化と癌に分かれると考えてよいと思います。

　「同じ穴のムジナ」といえば、認知症の発症も動脈硬化や癌と類似している点が多くあります。認知症もムジナのひとつといえます。認知症の発症にも脳内の活性酸素増加が関与していることも知られています。

　活性酸素はほとんどの病気の引き金になり得るわけですが、これまで述べてきた動脈硬化という敵に対する「兵法」で軽減できると信じます。

第4章 戦い終わって：老後気をつけることは？

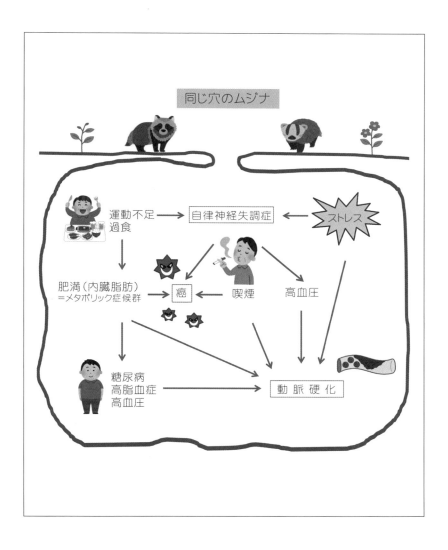

・著者紹介
　渡辺　正樹（わたなべ　まさき）
　　渡辺クリニック・院長
　　内科認定医、神経内科認定医、
　　脳卒中学会評議員、動脈硬化学会評議員
・略歴
　　1958 年　三重県四日市市に生まれる
　　1985 年　名古屋大学医学部卒、名古屋第一赤十字病院にて研修
　　1994 年　名古屋大学神経内科博士号取得
　　1995 年　名古屋第一赤十字病院（1997 年より副部長）
　　2000 年　エスエル医療グループに参加
・主な著書
　　もくもくワクワクで認知症を予防する（ワールドプランニング）
　　認知症を斬る（ワールドプランニング）

動脈硬化という敵に勝つ

2016 年 2 月 20 日　初版第 1 刷発行

定価　本体 1,500 円+税

●

著　者　渡辺　正樹
発行者　吉岡　正行
発行所　株式会社 ワールドプランニング
〒162-0825　東京都新宿区神楽坂 4-1-1
TEL　03-5206-7431　FAX　03-5206-7797
E-mail：world@med.email.ne.jp
http：//www.worldpl.com
印刷・製本：株式会社三報社印刷
デザイン：星野鏡子（ケイ・デザインオフィス）
イラスト：寄國　聡（有限会社ビッグバン）

©2016，Masaki Watanabe
ISBN 978-4-86351-107-1 C3036